LE PROFESSEUR

S. TARNIER

—

1828-1897

—

Leçon faite à la Clinique d'Accouchement
le 4 Décembre 1897

PAR

M. PAUL BAR

AGRÉGÉ

ACCOUCHEUR A L'HÔPITAL SAINT-ANTOINE

—

PARIS

CARRÉ ET NAUD, ÉDITEURS

3, RUE RACINE, 3

—

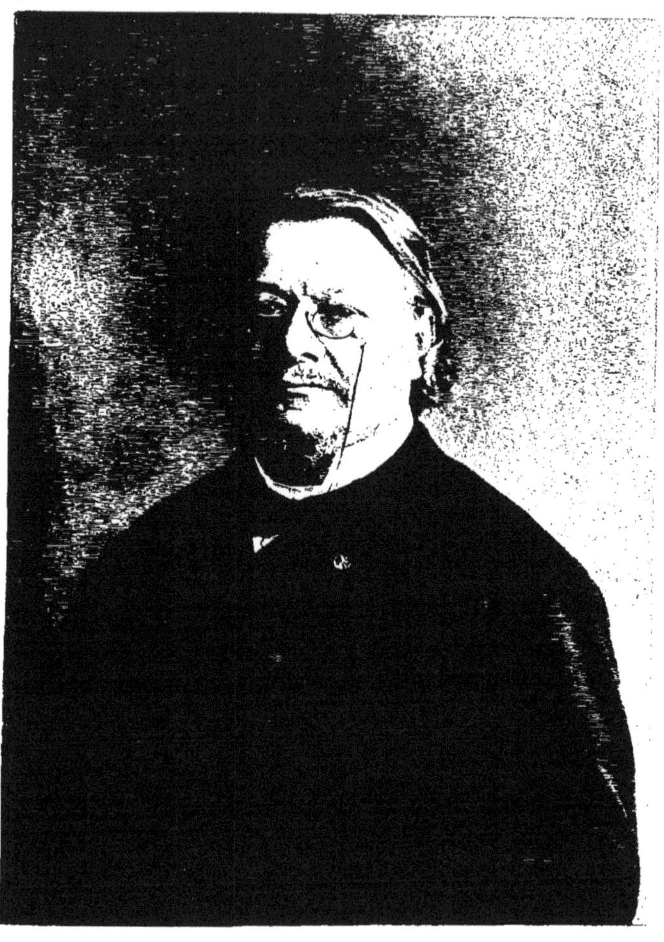

LE PROFESSEUR S. TARNIER
1828 - 1897

DU PROFESSEUR

S. TARNIER

LE PROFESSEUR

S. TARNIER

PARIS

SOCIÉTÉ ANONYME DE L'IMPRIMERIE DE VAUGIRARD

G. DE MALHERBE, Directeur

152, RUE DE VAUGIRARD, 152

LE PROFESSEUR
S. TARNIER

1828-1897

Leçon faite à la Clinique d'Accouchement
le 4 Décembre 1897

PAR

M. PAUL BAR

AGRÉGÉ
ACCOUCHEUR A L'HÔPITAL SAINT-ANTOINE

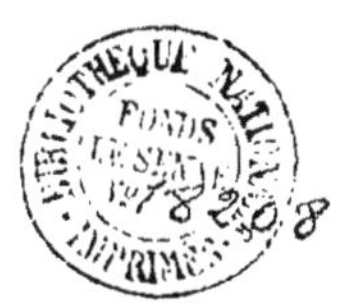

PARIS

CARRÉ ET NAUD, ÉDITEURS
3, RUE RACINE, 3

LE PROFESSEUR TARNIER

MESSIEURS,

Il y a trois semaines à peine, vous deviez vous reunir dans cet amphithéâtre pour entendre la parole de M. Tarnier, et vous vous prépariez à suivre assidûment ses leçons de clinique.

Cette année, notamment, qu'il voulait être la dernière de son enseignement, nous savions qu'il devait aborder l'étude de sujets qui le préoccupaient vivement. Nous l'avions vu réunir de nombreux matériaux, et nous nous réjouissions à la pensée de venir souvent l'entendre.

Vous ne deviez plus voir votre maître.

Le jour même où il devait vous faire sa première leçon, ses forces le trahissaient, et il demandait un congé. Le mal avait terrassé celui dont nous nous plaisions à admirer la verte vieillesse, et le mardi 23 novembre, M. Tarnier succombait. Aujourd'hui, il dort son dernier sommeil dans le cimetière de Dijon, à la place qu'il avait lui-même marquée, il y a quelques semaines.

Pendant les tristes jours de sa maladie, ses anciens élèves

l'ont entouré de leur affection filiale ; ils n'ont pu qu'assister, impuissants, aux progrès effrayants du mal qui l'emportait. Vous, les derniers venus, vous avez tenu à honneur de rester auprès de votre maître, jusqu'au moment de la séparation suprême.

Pourtant, il ne semble pas que notre tâche soit complètement remplie, vis-à-vis de celui pour lequel nous professions tous tant de vénération.

Il appartiendra à celui qui lui succédera, de dire ici ce que la Faculté lui demanda, quand, à l'unanimité, elle l'appela à elle, et ce qu'il lui a donné. Il dira quelle autorité notre maître sut, par sa droiture et la pondération de son caractère, par le constant souci des intérêts qui lui étaient confiés, acquérir dans les conseils de l'École, et quel bien il en résulta pour l'enseignement. Il montrera quel prestige, Tarnier, succédant à Dubois, Depaul et Pajot, a donné à cette clinique, non seulement dans notre pays, mais encore à l'étranger.

Mais, puisque les circonstances ont fait que celui qui devait momentanément suppléer le maître disparu, fût un de ses élèves et un de ceux pour lesquels il avait le plus de bonté, on comprendra aisément que nous consacrions cette première réunion, à parler de celui que nous avons perdu. Quelle meilleure leçon pourriez-vous recevoir, que celle qui se dégagera de l'exposé d'une telle vie !

Étienne-Stéphane Tarnier est né à Aiserey, près de Dijon, le 29 avril 1828. Son père était un modeste médecin de campagne, qui bientôt (1830) quitta ce village pour venir définitivement habiter Arc-sur-Tille, à quelques kilomètres de Dijon. C'est là que Tarnier passa ses années d'enfance et de jeunesse ; là, qu'il aimait, pendant ses vacances d'étudiant, à seconder son père. C'est là que, plus tard, quand il eut en 1866, perdu celui-ci, il venait se délasser de ses fatigues auprès de sa mère, cette femme d'élite, qui, pouvant être fière d'avoir eu un tel fils, voulait seulement être heureuse de l'affection dont il savait entourer sa vieillesse.

C'est là, dans la maison de son père, que notre maître comptait finir ses jours. Il y avait ajouté un vaste jardin, qu'il avait embelli de serres et d'eaux vives ; il s'était plu à l'agrandir de plusieurs pavillons, où il aimait à recevoir ses élèves. Mais, avec cette simplicité qui ne l'abandonnai jamais, il avait voulu que la petite maison paternelle, précédée du jardinet où ses parents avaient, si souvent, aimé à deviser, fût conservée intacte : il se l'était réservée.

La mort rapide n'a pas voulu qu'il pût jouir du repos qu'il avait si bien mérité.

Tarnier avait fait ses humanités au lycée de Dijon. Sorti du lycée, il entrait, comme étudiant, à l'école secondaire de cette ville (1846-1848). Il vint bientôt à Paris ; mais, bientôt, il interrompait longuement ses études, pour venir prêter secours à son père pendant l'épidémie de choléra, qui dévasta la région dijonnaise pendant l'année 1849. Revenu à Paris, il concourut à l'externat, puis à l'internat. Successivement externe en 1850, interne provisoire en 1852, il était, en 1853, reçu interne titulaire, le second de sa promotion, immédiatement avant son ami Lefort.

Ses anciens d'alors, c'étaient : Laboulbène, Archambault, Magnan, Marc Sée, Lorain, Clin, Marcé, Cadet de Gassicourt, Bucquoy, Zambacco. Ses cadets, ce devaient être : Millard, Guyon, Besnier, Peter, Fournier, Marey, Panas, Pean, Siredey, Jaccoud, Saint-Germain.

C'est au milieu de ces hommes, qui furent ses camarades, dont quelques-uns devinrent ses rivaux, et qui tous restèrent ses amis, que **Tarnier** passa ses fécondes années d'internat.

Que vous dirai-je de ses maîtres ? En médecine, ce furent Cullerier et Gendrin ; en chirurgie, ce fut Michon. Des années qu'il avait passées auprès d'eux, notre maître avait conservé un souvenir ému ; il aimait à nous en parler dans ses causeries intimes, où il repassait avec nous ses années de jeunesse. Je sais, puisque la bonne fortune a voulu que je connaisse la famille d'un de ces hommes d'élite, en quelle estime les maîtres avaient tenu l'élève.

Tarnier ne s'était pas, dès le début de son internat, décidé à embrasser la carrière obstétricale. Il avait simplement voulu passer une année entière à la Maternité, pour compléter son instruction de praticien, et c'est ainsi qu'il entra, comme interne, dans cet hôpital, le 1ᵉʳ janvier 1856.

A cette époque, le chirurgien en chef était Paul Dubois, qui était en même temps professeur de clinique à la Faculté. Il ne venait qu'à de rares intervalles à la Maternité. En réalité, Tarnier ne le vit guère et fut à peine connu de lui, pendant l'année qu'il y passa. Ses vrais maîtres y furent Delpech et, surtout, Danyau.

Cependant Tarnier se passionnait, peu à peu, pour la science obstétricale.

Il étudia, tout d'abord, avec Vulpian, les modifications que présente le foie pendant la grossesse ; puis il fit, à la Société anatomique, une série de communications intéressantes sur les kystes séreux du rein, sur les abcès métastiques du rein dans l'infection puerpérale, etc., etc.

Mais, notre Maître s'était déjà attaché à une étude d'une bien autre importance, de laquelle devait dépendre l'orientation de sa carrière, dont dérivèrent les travaux qui ont fixé sa notoriété et qui feront vivre sa mémoire.

Vous voyez aujourd'hui nos Maternités, et savez avec quelle rareté, nous observons l'infection puerpérale ; vous nous voyez diminuer graduellement le rôle de l'antiseptie pour ne faire appel qu'à l'asepsie pure ; vous ne pouvez concevoir que ces idées si absolues que nous avons sur la genèse de l'infection, puissent être admises autrement que comme des articles de foi ; vous ne voyez, en quelque sorte, que le point d'arrivée, vous ne pouvez, messieurs, savoir au prix de quelle somme d'efforts, de recherches, de travaux, la doctrine actuelle s'est édifiée.

Tarnier aura eu le mérite d'avoir, un des premiers, insisté sur la contagiosité de la fièvre puerpérale et d'avoir attaché son nom à toutes les réformes, à toutes les mesures qui, depuis trente ans, ont contribué le plus à la faire disparaître de nos hôpitaux.

Quand il était interne à la Maternité, le fléau y sévissait et la situation était lamentable, puisque, sur une série de 347 accouchements, qui se firent du 1er avril au 10 mai 1856, date où l'hôpital fut fermé, on compta 64 décès, soit 1 décès sur moins de 6 accouchées.

On ne constatait guère que l'intensité de l'épidémie, sans rien faire d'utile pour l'enrayer, tant les connaissances que l'on avait sur la nature du mal étaient vagues ou erronées. Sans doute, Philippe Ignace Semelweiss avait déjà prononcé à cette époque son célèbre anathème contre la fièvre puerpérale : « Voilà deux cents ans que la fièvre puerpérale existe : il est temps qu'elle disparaisse. » Il avait montré le rôle qu'il convenait d'attribuer à l'inoculation aux femmes parturientes ou accouchées, des substances putréfiées que portent les mains qui ont pratiqué des autopsies, pansé des plaies malades, etc. ; il avait vu et démontré l'action de la désinfection préalable des mains avec le chlorure de chaux. Mais ses recherches avaient été vaines, et vous savez quelle existence triste et agitée ce précurseur a trouvée dans son propre pays. Étouffés en Allemagne, les travaux de Semelweiss n'étaient pas connus en France.

La véritable cause de la fièvre puerpérale était si peu pressentie des maîtres d'alors, qu'à plusieurs reprises, ainsi que je l'ai entendu raconter à M. Tarnier, Danyau ne pensait pas à mal, en envoyant quérir notre Maître à l'amphithéâtre d'autopsie, afin qu'il vînt examiner quelque cas intéressant ou difficile. Les chirurgiens de la Maternité étaient dans le désespoir; et, vraiment, la légende n'est-elle pas vraie, qui représente l'un d'eux, rencontrant, sur le boulevard Port-Royal, une malheureuse qui s'acheminait vers la Maternité, et lui criant : « N'entrez pas ici, si vous voulez vivre? »

Tarnier voulut déchiffrer l'énigme, et, bientôt, il acquit la conviction que la fièvre puerpérale se propageait par contagion. Il voulut le démontrer; à cet effet, il fit un relevé patient des accouchements qui se produisaient en ville, aux alentours immédiats de la Maternité. Tandis que, pendant cette année 1856, la mortalité, dans cet hôpital, était de 1 sur 19 malades pour 100, il constatait que, dans le XIIᵉ arrondissement, dont la Maternité fait partie, elle n'était que de 1 sur 382 accouchées. Il concluait que cet écart était dû à ce que la fièvre puerpérale était contagieuse, et que, grâce à l'encombrement qui régnait à la Maternité, elle s'y propageait avec une effrayante facilité. L'isolement des malades en ville, en limitant les chances de contamination, assurait le salut des accouchées.

Cette conclusion nous paraît aujourd'hui toute naturelle, je dirais presque enfantine. Mais alors (c'était pourtant il y a quarante ans à peine), elle était neuve, presque révolutionnaire. Quand Tarnier vint, le 17 avril 1857, soutenir devant Dubois, Delpech, Lasègue et Moreau, sa thèse inaugurale sur l'état puerpéral et les maladies de femmes en couches, dans laquelle il exposait ses recherches, les critiques ne lui manquèrent pas. On le vit bien, l'année suivante, au cours de la discussion qui eut lieu à l'Académie.

Cependant ses années d'internat étaient terminées ; il fallait vivre. Tarnier prit la décision de rester à Paris et il s'installa dans un modeste logis, au fond de la cour d'une maison qui porte encore le n° 70 de la rue de Rivoli. Ici, commença pour lui une existence de labeur pénible.

Sachant combien était petite l'aisance de ses parents, il ne voulut pas leur demander de nouveaux sacrifices. Il connut les désespérances que provoque, chez tant des nôtres, le début dans une carrière qui semble sans avenir. Médecin du Bureau de bienfaisance, il s'empressait auprès des pauvres, qu'il secourait souvent de ses maigres ressources. C'était là sa seule clientèle. Découragé, notre Maître cédait difficilement aux conseils et aux encouragements que lui prodiguait sa famille, et il songeait sérieusement à abandonner la carrière médicale proprement dite.

Ce temps d'épreuve ne devait pas être de longue durée.

L'Académie avait mis à son ordre du jour, l'étude de la nature de la fièvre puerpérale. Au cours de cette discussion, qui se prolongea pendant quatre mois de l'année 1858, la thèse de Tarnier fut bien souvent prise à partie, ou citée comme argument, par les différents orateurs. Paul Dubois voulut demander des documents à notre Maître. Certain matin, il vint de fort bonne heure à son logis, dans lequel il entra, sans crier gare. Tarnier était encore couché. Dubois prit, sans façon, place sur une chaise au pied du lit, en disant avec malice, pour répondre à l'étonnement que causait une visite si peu attendue : « Monsieur Tarnier, on m'a dit que vous étiez paresseux, j'ai voulu m'en assurer. »

Dubois eut les documents qui lui étaient nécessaires; il promit à Tarnier de le prendre comme chef de clinique. Dès ce moment, notre Maître se remit au travail avec ardeur

Tout d'abord, il voulut compléter ses recherches sur la fièvre puerpérale ; il écrivit un nouveau mémoire qu'il intitula : « De la fièvre puerpérale observée à l'Hospice de la Maternité », mémoire qui parut à la fin de l'année 1858.

Je voudrais vous dire un fait qui vous donnera une preuve de l'estime en laquelle on tenait à ce moment les premières recherches de notre Maître, et quelle réputation elles avaient donné à leur auteur. Il avait terminé son mémoire et voulait le publier. Il se présenta, le manuscrit à la main, chez l'éditeur J.-B. Baillière; celui-ci ayant lu le titre du volume que lui apportait ce jeune homme, qui lui était inconnu, ne put s'empêcher de s'écrier :

« — Mais, monsieur, je ne sais qu'un seul homme à Paris qui puisse se permettre de traiter un tel sujet.

« — Qui cela?

« — Le Dr Tarnier.

« — Je suis le Dr Tarnier. »

Vous jugez si J.-B. Baillière édita avec empressement le volume qui lui était apporté.

Ce nouveau travail affirma encore la personnalité de Tarnier, qui put se donner en entier à la préparation de ses concours.

En 1860, il était agrégé.

L'année suivante, 1861, Dubois tenait, vis-à-vis de Tarnier, la promesse qu'il lui avait faite, et il se l'attachait comme chef de clinique. Ce devait être son dernier élève.

En 1865, notre Maître était nommé chirurgien des hôpitaux. En 1867, le départ de M. Trélat avait laissé vacante
la situation de chirurgien en chef de la Maternité ; M. Guyon,
alors chirurgien-adjoint, ayant délaissé l'obstétrique pour
la chirurgie proprement dite, Tarnier prit la direction de
la Maternité. Il devait y rester vingt-deux ans.

Pendant ces fertiles années, son autorité ne cessa de
s'affirmer. De cette maison un peu fermée, où il ne se
trouvait guère en contact avec les étudiants, sa renommée
était partie, sans cesse grandissante. Tous ceux qui vou-
laient se vouer à l'étude de la science obstétricale tenaient
à honneur d'être de ses élèves. Tour à tour, on vit se succéder, près de lui, ceux que vous aimez à considérer
aujourd'hui comme vos maîtres : Budin, Pinard, Ribe-
mont, Champetier de Ribes, Maygrier, Bonnaire, etc. J'eus,
moi-même, il y a dix-huit ans, le bonheur d'être accepté
par lui comme son interne.

A une époque, où la multiplicité des sources d'enseignement, et, peut-être aussi, un défaut d'étroitesse dans les
liens qui devraient toujours unir élèves et maîtres, rendent
si rares ce qu'on appelait autrefois des « écoles », Tarnier
sut en créer une : *l'École de la Maternité.*

Le respect dont nous l'entourions, suffit à témoigner de
quelle autorité le Maître jouissait sur ses élèves. Mais
aussi, combien son prestige était justifié par l'art, avec
lequel cet éducateur savait mettre en valeur les bonnes
volontés qui venaient se grouper autour de lui ! Avec
quelle clairvoyance, il savait nous diriger, dans des
recherches nouvelles ! Mais surtout quels beaux travaux
il sut mener à bien !

Avant de devenir chirurgien de la Maternité, Tarnier

avait, en 1852, imaginé le ballon qui porte son nom et qui, introduit au-dessus de l'orifice interne grâce à la tige porte-ballon, peut rendre de grands services dans la provocation de l'accouchement, surtout chez les femmes primipares. L'instrument dont nous nous servons encore aujourd'hui, est conforme, sauf quelques modifications de détail, au modèle primitif.

Je dois surtout insister sur la transformation qu'il apporta

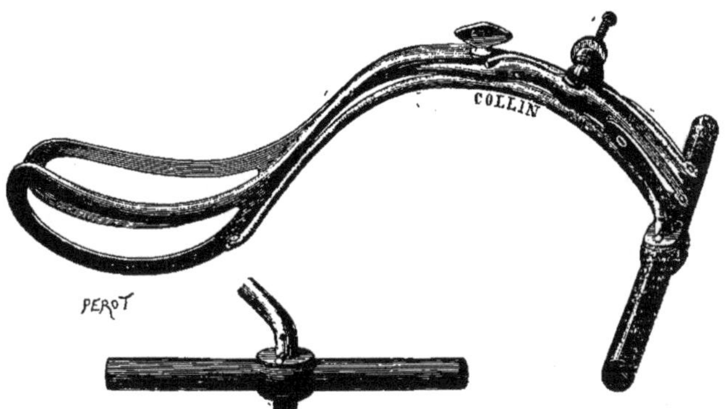

Fig. I. — Forceps construit en 1877.

en 1877 au forceps de Levret, jusqu'alors en usage, et qui a fait de l'instrument qu'il imagina un forceps vraiment nouveau.

Le forceps était resté une pince qui, appliquée sur la tête, permettait de la réduire et de l'extraire. Mais, par sa construction même, il ne pouvait, bien souvent, permettre d'atteindre ce but qu'au prix de délabrements considérables sur la tête fœtale ou sur les parties molles de la mère. Les opérateurs s'étaient attachés à rendre moins graves ces inconvénients, en améliorant la technique de l'application de forceps, en la voulant plus méthodique, moins brutale. Quelques-uns avaient précisé le point de l'instrument, sur

lequel on devait exercer des tractions, le sens qu'on devait
donner à celles-ci, suivant que la tête se trouvait dans un
plan plus ou moins élevé de la filière pelvienne. D'autres
avaient fait subir d'insuffisantes modifications au forceps,
tels Hartmann, Moralès et Hubert. Laroyenne (de Lyon)
avait muni les cuillers du forceps de lacs sur lesquels
s'exerçaient les tractions. Quelques-uns, enfin, comme
Chassagny, Pros, etc., avaient ajouté au forceps un trac-
teur mécanique. Ces modifications, qui ne constituaient
pas toutes un progrès, étaient loin de répondre aux
desiderata.

Dans le remarquable mémoire qu'il publia, en 1877, sur
cette question, Tarnier posa nettement les termes du pro-
blème et en indiqua la solution : « Dans les accouchements
naturels, dit-il (1), la tête de l'enfant, en parcourant les
voies génitales, depuis le détroit supérieur jusqu'à l'orifice vulvaire, change à chaque instant de direction, et
grâce à cette mobilité, décrit une courbe qui se confond
avec la ligne centrale du bassin.

« La tête décrirait la même courbe si, le forceps étant
appliqué, la femme accouchait spontanément sans que
l'opérateur eût besoin d'exercer aucune traction, ainsi qu'on
l'observe dans certains cas où l'introduction des branches
de l'instrument réveille les contractions utérines et les
excite suffisamment pour qu'elles puissent achever seules
l'expulsion du fœtus... En effet, dans l'hypothèse qui pré-
cède, la tête fœtale et le forceps sont intimement unis et
ne forment plus, en quelque sorte, qu'un seul et même
corps ; aussi tous les mouvements exécutés par la tête sont
infailliblement transmis au forceps... Avec le forceps
ordinaire, celui de Levret, celui qui est entre les mains de

---

(1). TARNIER. — Description de deux nouveaux forceps. Paris, 1877.

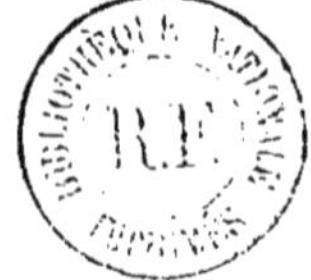

tous les médecins, que ses branches soient croisées ou
parallèles, que sa courbure pelvienne soit plus ou moins
prononcée, on ne peut jamais faire des tractions suivant
l'axe du canal pelvi-génital, quelle que soit la hauteur à
laquelle la tête fœtale est placée : détroit supérieur, exca-
vation, détroit inférieur, orifice vulvaire. La mauvaise
direction des tractions est inhérente à la forme même du
forceps, et elle est aggravée par la présence du périnée,
lorsque la tête est au niveau du détroit supérieur... On ne
saurait nier, sans commettre une hérésie scientifique,
qu'il n'y ait une importance de premier ordre à donner
aux tractions faites sur le forceps la direction de l'axe du
canal que la tête fœtale doit traverser.

« Mais cette direction, quelle est-elle, sur le bassin de la
femme qui accouche? Un opérateur instruit le devine à
peu près, mais nul ne le sait jamais exactement. L'accoucheur est donc, pour ainsi dire, privé de boussole et réduit
à orienter, tant bien que mal, la marche de son forceps
d'après ses connaissances anatomiques... La tête du fœtus,
en parcourant les voies génitales, communique, il est vrai,
au forceps une impulsion qui peut être perçue par la main
de l'opérateur; mais cette sensation est un guide très
insuffisant pour bien diriger les tractions, car j'ai souvent
vu les accoucheurs les plus expérimentés élever et abaisser
tour à tour le forceps, parce qu'ils n'étaient pas certains de
bien tirer et qu'ils étaient obligés de tâtonner longtemps
avant de trouver la bonne direction, quand ils la trou-
vaient.

Enfin, cette sensation fait complètement défaut lorsque
l'on emploie les tractions mécaniques... Il serait donc très
avantageux, surtout pour les jeunes accoucheurs, d'avoir
un forceps muni d'une aiguille indicatrice qui pût guider
l'opérateur et lui indiquer automatiquement, et à chaque

instant, dans quel sens il doit diriger ses tractions. Un pareil perfectionnement n'est pas impossible à réaliser... »

N'est-ce pas là l'exposé le plus clair des raisons, qui l'ont poussé à construire son nouveau forceps? Pourtant, lisez en entier le mémoire de Tarnier, vous verrez combien, si la pensée qui le dirigeait était juste, il lui fallut d'efforts, de tâtonnements, d'essais pour arriver à obtenir un instrument qui lui donnât satisfaction. Mais n'est-ce pas la chose propre à tout ce qui touche à notre art, et rien est-il plus laborieux que le passage, à une œuvre effective, d'une conception pourtant nette et précise, qui paraît apporter avec elle toute lumière?

Aujourd'hui encore, on n'a pas oublié les protestations que souleva le mémoire de Tarnier. Pajot en voulut faire la critique. Avec cette fantaisie qui ne l'abandonnait jamais, il accumula arguments sur arguments pour finir, comme il le faisait si souvent, par un bon mot :

« Rien n'est beau que Levret, Levret seul est aimable. »

écrivait-il en parodiant un vers célèbre.

Avec quelle pondération, quelle sûreté de vrai savant, Tarnier sut lui répondre. De cette plume alerte, qui ne connut jamais les attaques inconsidérées, ni les vaines affirmations, il sut ramener vite à lui tous ceux qui étaient sans parti pris, tous les accoucheurs instruits qui ne recherchaient que la vérité.

Pourtant le forceps à tiges de tractions, qu'il avait imaginé en 1877, était loin d'être parfait. Chose singulière, ses adversaires ne voyaient guère ses véritables défauts; mais Tarnier et ses élèves les avaient vite reconnus. Avec la persévérance calme qui faisait le fond de son caractère, il ne se lassait pas d'expérimenter son instrument et de le modifier. C'est ainsi que, se transformant sans cesse, le forceps primitif, si imparfait de 1877, est devenu l'instrument excellent dont nous nous servons maintenant, et qui date de huit années. Les principes, sur lesquels s'était appuyé Tarnier, étaient si justes, les forceps qu'il construisait présentaient des avantages si réels sur ceux qui étaient communément employés, que la plupart des accoucheurs de notre pays adoptèrent le nouvel instrument. A l'étranger,

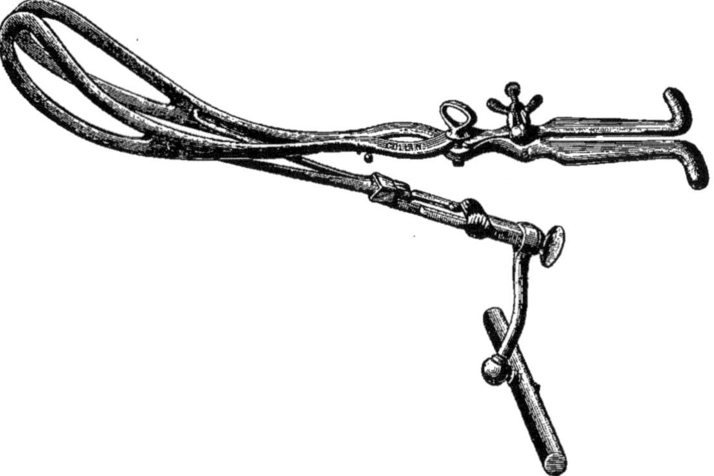

Fig. 11. — Forceps actuellement en usage.

les travaux de notre Maître furent attentivement suivis, et, actuellement, on se sert, dans tous les pays, du forceps de Tarnier ou d'instruments construits suivant les mêmes principes.

Aujourd'hui, il semble que les cas dans lesquels l'application du forceps est indiquée deviennent moins nombreux. D'autres interventions lui sont préférées, notamment quand il faut extraire une tête fœtale retenue au niveau ou au-dessus du détroit supérieur, Tarnier, en imaginant son

double levier, a montré qu'il ne méconnaissait pas l'importance de cette évolution dans la patrique obstétricale. Mais
quelles que soient les limites que l'avenir fixe à l'opération
du forceps; quelles que soient les modifications que l'on

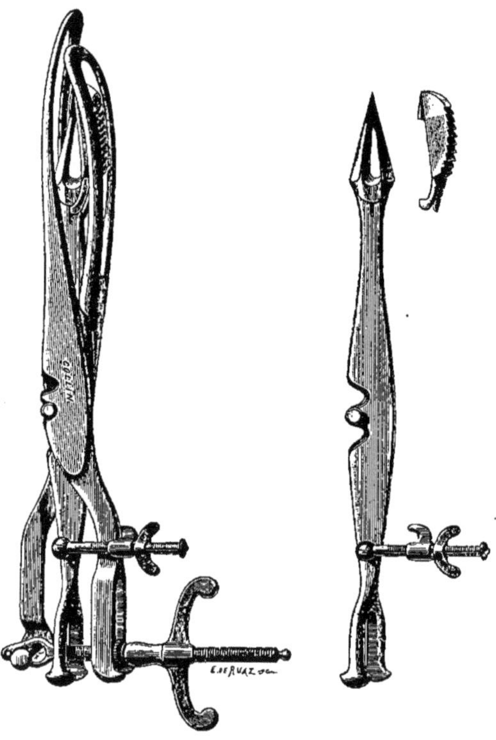

Fig. III. — Le Basiotribe (Modèle actuellement en usage).

apporte à l'instrument, afin de rendre plus régulière son
application, surtout quand il y a asynclitisme, les principes
qu'a si heureusement formulés Tarnier resteront acquis.
Nous ne concevons guère que les instruments futurs
puissent être construits, sans que leurs inventeurs s'y

conforment. La science, qui est toujours en marche, ne fait, chaque jour, que confirmer les recherches du Maître, qui remontent maintenant à vingt ans.

En 1883, l'ingéniosité de Tarnier dotait l'obstétrique d'un nouvel instrument : le basiotribe.

Jusque-là, l'embryotomie céphalique était une des opérations les plus pénibles, et, pourquoi ne le dirai-je pas, dont la technique était la plus défectueuse qui fût. Le céphalotribe de Baudelocque neveu (1836) avait fait, en partie, disparaître ces perce-crânes, ces crochets qui remplissaient l'ancien arsenal obstétrical et qui ont causé tant de malheurs, alors même qu'ils étaient entre les mains des accoucheurs les plus expérimentés. Mais le céphalotribe était lui-même un instrument trop souvent infidèle et dangereux. L'invention du cranioclaste (1860) avait marqué un progrès; mais l'instrument de Simpson n'était guère qu'une solide pince à os. Trop souvent, il ne permettait pas d'extraire une tête fœtale, qu'il n'avait pas suffisamment broyée.

Que de fois j'ai vu Tarnier, qui était un opérateur toujours calme et maître de lui, d'une habileté merveilleuse, d'une patience à toute épreuve, multiplier pendant plus d'une heure, chez une parturiente au bassin rétréci, les applications successives de forceps, de céphalotribe, de cranioclaste! Que de fois, je l'ai vu quitter l'amphithéâtre d'opérations, brisé de fatigue et pensif, avisant aux moyens d'obtenir un instrument qui permît de faire de l'embryotomie céphalique une opération régulière.

Il avait déjà modifié le forceps-scie de van Huevel, perfectionné le céphalotribe. Le basiotribe fut un instrument réellement original. Il n'était pas, comme on l'a dit à tort, une réédition du céphalotribe de Finizio, de celui de Hueter, de Valette, ni de l'instrument des frères Lollini. Il empruntait au céphalotribe sa puissance d'action ; au cranioclaste sa sûreté de prise. Les quelques modifications qui ont été apportées au modèle primitif en ont fait un instrument parfait, et l'embryotomie céphalique est aujourd'hui devenue, grâce à lui, une des interventions les plus faciles et les plus sûres de l'obstétrique.

L'embryotomie rachidienne a également attiré l'attention de Tarnier. Les embryotomes à crochets, qui per-

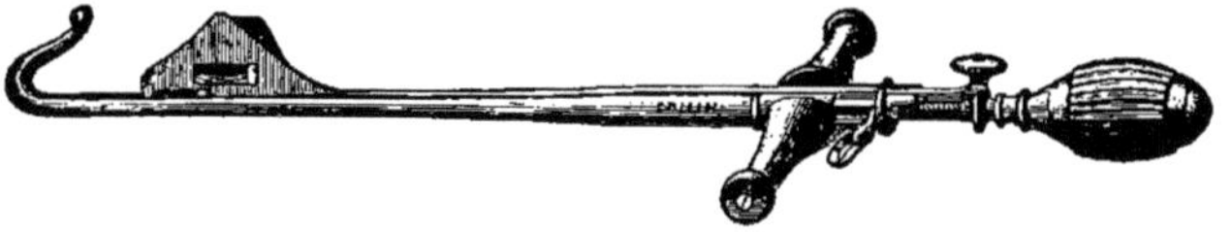

Fig. IV. — Embryotome rachidien de Tarnier.

mettent de passer une ficelle-scie au-dessus du cou de l'enfant et de le sectionner, avaient marqué un progrès réel. Dans beaucoup de cas, cependant, ces instruments ne pouvaient être utilisés : car on ne pouvait réussir à passer le crochet au-dessus de la partie fœtale qui devait être coupée. Force était alors de s'adresser aux ciseaux de Dubois.

J'ai vu souvent mon maître recourir autrefois à ce procédé d'embryotomie ; je l'ai moi-même assez souvent employé. Je dois reconnaître que peu d'opérations obstétricales nécessitent plus de connaissances précises de la situation du fœtus, de la direction de ses parties, plus d'éducation de la main, plus d'habileté.

Tarnier, en 1888, modifia et perfectionna, au point d'en faire un instrument nouveau, l'embryotome de Concato, et l'embryotomie est devenue une opération, sinon très facile, du moins si bien réglée, que tout accoucheur, en l'entreprenant, est certain de la mener à bien, sans danger pour la mère.

Enfin, à côté de ces instruments qui ont tant contribué à transformer la médecine opératoire obstétricale, je citerai l'écarteur que nous employons si volontiers pour activer la marche du travail.

Accouchement prématuré, forceps, embryotomie céphalique ou rachidienne, il n'est guère d'opération obstétricale dont l'ingéniosité de Tarnier n'ait modifié la technique d'une manière heureuse.

Mais là ne se bornèrent pas les progrès que notre Maître fit faire à l'obstétrique. J'étais son interne, en 1880, quand son attention fut attirée par les heureux résultats qu'on pourrait tirer, pour permettre d'élever les enfants nés avant terme, de la couveuse destinée à l'incubation artificielle. Certes, l'idée n'était pas nouvelle, et peut-être trouverait-on dans ce singulier pamphlet, qui parut en 1795, et intitulé *Concubitus sine Lucina*, le germe de l'idée qui devait conduire à l'emploi des couveuses.

Déjà Denucé avait pensé, en 1857, à placer les enfants nés prématurément, dans un berceau incubateur ; Credé, dès 1864, avait mis les enfants dans une baignoire à deux parois, entre lesquelles circulait de l'eau chaude. Pourtant, jusqu'en 1880, les enfants nés prématurément étaient simplement mis au chaud et entourés d'ouate. La fréquence des cas avec lesquels on observait chez eux le sclérème, témoigne assez de l'insuffisance des moyens employés.

Tarnier, en préconisant la couveuse, a rendu un service signalé :

Mais, ici encore, je voudrais vous montrer la persévérance avec laquelle le Maître savait ne jamais se décourager, et, sans cesse, travailler à améliorer, à rendre plus pratiques ses découvertes.

Qu'est devenue la première couveuse, celle que nous fîmes construire par Odile Martin, qu'on expérimenta en y faisant couver des œufs de poule, et qui ne nous permit d'obtenir que des œufs durs? Où sont ces vastes couveuses, les premières qui furent employées, véritables monuments, aussi peu utilisables que possible? Elles sont bien oubliées et reléguées, sans doute, dans quelque grenier. Vous ne penseriez guère, si vous les voyiez aujourd'hui, qu'on ait pu s'en servir, tant la nouvelle couveuse Tarnier en est différente, avec ses glaces faciles à désinfecter, qui permettent si aisément de surveiller les enfants, et dans laquelle la température se maintient à un degré si régulier? Je n'ai pas besoin de vous rappeler quels services nous rendent ces couveuses.

C'est encore à la Maternité que Tarnier préconisa le gavage des enfants nés trop prématurément.

Cette activité féconde n'avait pas détourné Tarnier de l'étude de l'infection puerpérale. A la tête du plus important des services d'accouchements de Paris, il avait voulu que le meilleur de ses forces servit à enrayer les progrès du mal. Convaincu de la contagiosité de la fièvre puerpérale, il multipliait toutes les mesures qui facilitaient l'isolement des malades. Il faisait construire son pavillon, où il put observer une série de 1,000 accouchements sans un décès. Aussi, comme il fut des premiers à accepter les idées de Pasteur sur l'infection! Comme il devint vite un apôtre convaincu de l'antisepsie! On le vit bien, quand, au Congrès de Londres, en 1881, il vanta les services que lui avait rendus le sublimé. Vous savez à quel point, l'emploi de cet antiseptique s'est répandu.

Telle fut l'œuvre de Tarnier à la Maternité. Quand Pajot avait quitté, en 1884, la chaire d'enseignement théorique, la voix de tous désignait Tarnier comme le chef incontesté de l'obstétrique française. Il fut présenté par l'unanimité de ses collègues, pour succéder à Pajot, qu'il remplaça quatre ans plus tard dans cette clinique, au début de l'année scolaire 1888-1889.

Ici, Tarnier ne cessa de travailler. Vous savez ce qu'étaient ses leçons dans lesquelles il vous apportait le fruit de sa longue expérience. Elles portèrent sur les sujets les plus divers.

A plusieurs reprises notamment, il vous parla des recherches qu'il avait faites avec Chambrelent sur l'éclampsie et la toxicité du sérum dans cette affection, de l'opération césarienne, de l'accouchement prématuré artificiel, etc. Il revenait souvent sur les bons résultats que donnait le régime lacté dans le traitement de l'albuminerie. Beaucoup de ces leçons ont été publiées.

Mais il aimait à revenir sur son sujet de prédilection et à vous parler de l'antisepsie, des résultats qu'elle permet d'obtenir. Il consacra même un grand nombre des leçons de l'année 1890 (15 mai au 19 juillet) à étudier à nouveau ce sujet, à propos duquel il avait, avec Vignal, multiplié les expériences.

Ces leçons, réunies par son élève Potocki, ont été la base du beau livre que notre Maître publia en 1894. « Sur l'asepsie et l'antisepsie en obstétrique. »

Tant de travaux avaient attiré à Tarnier les honneurs : il était commandeur de la Légion d'Honneur ; la Société de Chirurgie, l'Académie de Médecine l'avaient nommé leur président; la Société obstétricale de France, qu'il avait contribué à fonder, l'avait choisi pour son premier président. Mais ce qui lui avait donné sa plus grande satisfaction, c'était d'avoir senti que sa voix était écoutée de tous et qu'il avait pu prêter sa légitime influence à des créations utiles. On ne pourra jamais assez dire de quel poids furent les avis de Tarnier, quand on érigea les maternités en services spéciaux, quand on voulut installer des refuges pour les femmes enceintes et des asiles pour celles qui étaient récemment accouchées. Tous ces services ont justifié l'hommage que l'Assistance publique a rendu à notre Maître, en décidant que cette clinique se nommerait à l'avenir « Clinique Tarnier. »

Tarnier n'était pas seulement un savant, un chercheur, un philanthrope; il était également un professeur et un vulgarisateur de premier ordre.

Il avait pris, en 1884, la succession de Pajot, dont les leçons étaient célèbres par la clarté de l'exposition, la mimique du professeur, par ces saillies si spirituelles, qu'elles semblaient toujours nouvelles et imprévues.

Tarnier était tout autre, ne visant pas à l'effet, il professait avec calme, sans emphase; coordonnait admirablement les matériaux qu'il avait réunis; cherchait, avant tout, à être clair et exact. Il était profondément respectueux des travaux des autres; s'il discutait une opinion, il le faisait toujours avec une modération dans les termes qui ne nuisait jamais à la précision de l'argumentation. Nul, enfin, ne savait raconter, avec plus de finesse, les faits qu'il avait observés. Aussi, comme nous suivions assidûment ses leçons, pendant les quatre années durant lesquelles il fit le cours professoral !

Mais il fut encore un vulgarisateur par la plume. Nous

lisons toujours le texte qu'il ajouta à l'atlas de Lenoir
et Sée; il publia plusieurs articles dans le « Nouveau
Dictionnaire de Médecine et de Chirurgie pratiques »
(embryotomie, forceps, etc.); il donna plusieurs éditions
du traité de Cazeaux auquel il ajouta de si nombreuses
notes que le vieux traité se transforma en un livre nouveau.

Il avait surtout voulu résumer son œuvre en un traité
d'accouchements qu'ils conçut sur le plan le plus large.

Il s'associa pour cette œuvre plusieurs de ses élèves :
Chantreuil, Budin, Bonnaire, Maygrier, Tissier, moi-
même; mais l'œuvre restait bien sienne.

Ses collaborateurs savent avec quel soin il revisait les
manuscrits, corrigeant sans cesse les épreuves, ne laissant
rien imprimer qui ne fût strictement contrôlé. Il a dépensé
ses dernières forces à ce travail, et, trois jours avant de
succomber, alors que la mort l'avait déjà marqué, il trouvait l'énergie de se lever, de mettre en ordre les épreuves
corrigées, de signer le dernier bon à tirer. C'est en défail-
lant, qu'il remit à son collaborateur Budin le volume qui
va bientôt paraître.

Voilà, Messieurs, le maître que nous avons perdu. Son
œuvre considérable, sa vie toute de droiture, justifient les
regrets que sa mort a partout éveillés. Mais que peuvent
être ceux de ses confrères, de ses collègues, à côté des
nôtres?

Vous, Messieurs, vous aimiez le Maître que vous voyiez
toujours si plein de bonté envers les malades; qui vous
traitait avec une si charmante bonhomie et cette exquise
affabilité dont il avait le secret.

Nous, vos anciens, nous aimions dans Tarnier l'homme
plein d'une bienveillance, qui savait exclure toute familia-
rité, mais que nous sentions si sûre, qu'il n'est aucun de

nous qui ne l'ait pris pour confident de ses espérances, de ses joies ou de ses tristesses.... Nous savions être reconnaissants envers l'homme à qui nous devions le meilleur de notre instruction scientifique, et à qui beaucoup d'entre nous devaient tout ce qu'ils étaient. Je suis de ces derniers.

Aussi comprend-on la tristesse qui nous a envahis, quand nous avons vu celui que nous aimions, quitter pour la dernière fois ce modeste appartement de la rue Duphot, dont tant de nous avaient si souvent franchi le seuil !...

Si, aujourd'hui, une chose pouvait nous être une consolation, c'est la pensée que Tarnier vivra, non seulement par le monument qui va être élevé à sa mémoire, mais encore par la renommée de ses travaux, que l'avenir ne fera que grandir.

GRADES UNIVERSITAIRES

ET

TITRES SCIENTIFIQUES

GRADES UNIVERSITAIRES

&

TITRES SCIENTIFIQUES

DU

PROFESSEUR S. TARNIER

1850. — Externe des hôpitaux.

1852. — Interne provisoire des hôpitaux.

1853. — Interne titulaire des hôpitaux ; lauréat du concours.

1854. — Membre de la Société anatomique.

1855. — Lauréat du concours des internes de 3me et 4me années (mention honorable).

1856. — Interne à la Maternité.

1857. — Docteur en Médecine (le 17 avril 1857.)

1857. — Lauréat de la Faculté de Médecine (mention honorable pour le prix Montyon).

1860. — Agrégé de la Faculté de Médecine (section d'accouchements.)

1861. — Chef de clinique d'accouchements en 1861 et 1862, pendant le stage de l'agrégation.

1865. — Membre titulaire de la Société de Chirurgie.

1865. — Chirurgien du Bureau central des Hôpitaux.

1867. — Chirurgien en chef de la Maternité.

1868. — Membre fondateur de la Société de Médecine légale.

1871. — Secrétaire de la Société de Chirurgie.

1872. — Membre de l'Académie de Médecine.

1879. — Président de la Société de Chirurgie.

1880. — Membre de la Société de Médecine publique et d'Hygiène professionnelle.

1881. — Membre honoraire de la Société médicale de Londres.

1882. — Membre honoraire de la Société de Gynécologie d'Amérique.

1884. — Professeur d'accouchements à la Faculté de Médecine de Paris (*Décret du 5 février 1884*).

1884. — Membre de la Société de Gynécologie de Madrid.

1885. — Docteur (*honoris causá*) de l'Université d'Edimbourg (réception le 2 août 1886).

1885. — Membre de la Société de Gynécologie de Boston.

1885. — Membre de la Société de Gynécologie Britannique.

1889. — Professeur de clinique obstétricale à la Faculté de Médecine de Paris. (*Décret du 26 février* 1889).

1889. — Membre de la Société de Gynécologie de Kiew.

1890. — Membre honoraire de la Société belge de Gynécologie et d'Obstétrique (séance du 19 janvier 1890).

1891. — Membre de la Société d'Accouchements de Leipzig.

1891. — Membre de la Société obstétricale de Londres.

1891. — Président de l'Académie de Médecine de Paris.

1892. — Premier président de la Société obstétricale de France.

1895. — Président du Congrès de Bordeaux (gynécologie, obstétrique et pædiatrie).

PUBLICATIONS

1854. — Note sur l'ablation complète du quatrième métatarsien
et la résection de la moitié postérieure du cinquième métatarsien ; reproduction de ces os par le périoste.
(Bulletins de la Société anatomique. 1854.)

1854. — Note sur un cas d'ostéite chronique, du fémur.
(Bulletins de la Société anatomique. 1854.)

1854. — Note sur la luxation congénitale des deux genoux
chez un fœtus à terme, qui présentait, en outre, une imperforation de l'anus. *(Bulletins de la Société anatomique. 1854.)*

1854. — Note sur quelques concrétions fibrineuses du poumon.
(Bulletins de la Société anatomique. 1854.)

1855. — Note sur la gangrène du poumon.
(Bulletins de la Société anatomique. 1855).

1855. — Note sur le décollement traumatique d'une petite por-
tion du cartilage articulaire du condyle interne du fémur.
(Bulletins de la Société anatomique. 1855.)

1856. — Note relative à des kystes séreux du rein.
(Bulletins de la Société anatomique. 1856.)

1856. — Note sur quelques abcès métastatiques du rein observés chez une femme morte en couches.
(Bulletins de la Société anatomique. 1856.)

1856. — Note sur l'état graisseux du foie chez les femmes mortes
après l'accouchement. *(Bulletins de la Société anatomique. 1856.)*

1856. — Rapport sur une observation de division congénitale
du voile du palais. *(Bulletins de la Société anatomique. 1856.)*

1856. — Note sur quatre cas d'apoplexie méningée.

1856. — Note sur certaines taches d'apparence ecchymotique
observées sur le foie ; ces taches constitueraient le premier
degré des abcès métastatiques du foie.
(Bulletins de la Société anatomique. 1856.)

1856. — Note sur l'ablation d'un doigt supplémentaire chez un enfant nouveau-né. (*Bulletins de la Société anatomique*. 1856.)

1856. — Mémoire sur l'état graisseux du foie dans la fièvre puerpérale (en collaboration avec le docteur Vulpian).
(*Bulletins de la Société de Biologie*. 1856.)

1857. — Recherches sur l'état puerpéral et sur les maladies des femmes en couches.
(*Thèse inaugurale, in-4° de 76 pages. — Paris*, 1857.)

1858. — Note sur l'examen microscopique du liquide purulent contenu dans l'utérus, les sinus utérins et les trompes des femmes mortes de fièvre puerpérale (en collaboration avec M. le Dr Vulpian).   (*Bulletins de la Société anatomique* 1858.)

1858. — De la fièvre puerpérale observée à la Maternité de Paris.
(*Memoire in-8° de 204 pages. Paris*. 1858. Chez M. J.-B. BAILLÈRE.)

1860. — Des cas dans lesquels l'extraction du fœtus est nécessaire, et des procédés opératoires relatifs à cette extraction.
(*Thèse de concours pour l'agrégation, in-4° de 228 pages*.)

1861. — Note sur les lésions que présentait l'appareil génito-urinaire d'une malade ayant succombé à des accidents puerpéraux à marche lente.   (*Bulletins de la Société anatomique*. 1861.)

1862. — Description d'un nouveau moyen de provoquer l'accouchement prématuré.   (*Mémoire lu à l'Académie de Médecine*.)

1862. — Note sur une tumeur fibreuse du col de l'utérus qui n'avait pas empêché l'accouchement, et qui devint consécutivement la cause d'hémorrhagies mortelles.
(*Bulletins de la Société anatomique*. 1862.)

1864. — Mémoire sur l'hygiène des femmes en couches. — (In-8°. Paris, 1864.)

1864. — Atlas d'accouchements par Lenoir. MM. Sée et Tarnier.
(*In-4° à deux colonnes, texte compact. — Paris*, 1864.)

1865. — De l'avortement provoqué chez une femme atteinte d'ostéomalacie.
(*Mémoire lu à la Société de Chirurgie et inséré dans ses Bulletins. — Paris*, 1865.)

1865. — Leçon historique sur Levret. (In-8° de 30 pages. — Paris, 1865.)

1866. — De l'hygiène des Maternités. — (In-8° de 32 pages.)
(*Discours prononcé à la Société de chirurgie et inséré dans ses Bulletins. — Paris*, 1866.)

1866. — De l'imperforation de l'œsophage chez le nouveau-né.
(*Mémoire lu à l'Académie de Médecine en* 1866.)

1866. — Traité d'accouchements, par Cazeaux; septième édition, revue et annotée par Tarnier. (In-8°. — Paris, 1866.)

1867. — Considérations sur les moyens de diminuer la mortalité des femmes en couches dans les hôpitaux.
> (*Gazette des Hôpitaux. — Paris, 1867.*)

1867. — Du céphalæmatome (in-8° de 12 pages).
> (*Article publié dans le « Nouveau Dictionnaire de Médecine et de Chirurgie pratiques ».*)

1868. — Rapport sur une question d'infanticide.
> (*Bulletins de la Société de Médecine légale, 11 mai, 1868.*)

1868. — Des tumeurs fibreuses de l'utérus pendant la grossesse et l'accouchement. — (In-8° de 20 pages).
> (*Discours prononcé à la Société de Chirurgie et inséré dans ses Bulletins. — Paris, 1868.*)

1868. — Du cordon ombilical. (In-8° de 25 pages. — Paris, 1868.)
> (*Article publié dans le « Nouveau Dictionnaire de Médecine et de Chirurgie pratiques ».*)

1868. — Discours prononcé à la distribution des prix aux élèves sages-femmes de la Maternité (22 juin 1868.)

1869. — Rapport sur l'emploi du seigle ergoté par les sages-femmes.
> (*Bulletins de la Société de médecine légale. — Séance du 8 mai 1869.*)

1869. — Traité d'accouchements, par Cazeaux; huitième édition, revue et annotée par Tarnier. (In-8° de 1162 pages. — Paris, 1870.)

1870. — De l'embryotomie (in-8° de 50 pages.)
> (*Article publié dans le « Nouveau Dictionnaire de Médecine et de Chirurgie pratiques ».*)

1870. — De la fièvre puerpérale et des Maternités.
> (*Discours prononcé à la Société médicale des Hôpitaux et publié dans le « Compte Rendu » in-8° de 25 pages. — « Union Médicale » de 1870.*)

1870. — De l'opération césarienne.
> (*Communication faite à la Société de Chirurgie, et publiée dans ses Bulletins. — Paris, 1870.*)

1871. — Note sur un cas de spina bifida en voie de guérison.
> (*Bulletins de la Société de Chirurgie.*)

1871. — Note sur un cas de plaie du genou par projectile de guerre.   (*Bulletins de la Société de Chirurgie.*)

1871. — *Bulletins de la Société de Chirurgie*, tome XII, pour l'année 1871. — (In-8°, de 339 pages)

1872. — Eloge de Danyau.
> (*Lu à la séance annuelle de la Société de Chirurgie, n'a pas été publié dans les Mémoires de la Société de Chirurgie ni dans ses bulletins.*)

1872. — Note sur un cas de solution de continuité du cuir chevelu, pendant la vie intra-utérine, sans cause appréciable.
> (*Bulletins de la Société de Chirurgie. 1872.*

1872. — Note sur une énorme tumeur sarcomateuse des parois abdominales ayant simulé un kyste de l'ovaire.

(Bulletins de la Société de Chirurgie, 1872.)

1872. — Du forceps (in-8° de 62 pages).

(*Article publié dans le « Nouveau Dictionnaire de Médecine et ae)
Chirurgie pratiques ».*)

1872. — Observation de tumeur fibro-plastique de la vulve; discussion sur les dangers des opérations pratiquées pendant la grossesse.

(*Bulletins de la Société de Chirurgie et Gazette des hôpitaux.* 1872.)

1872. — Rapport sur l'emploi du seigle ergoté par les sages-femmes.

(*Bulletins de l'Académie de Médecine.* — Séance du 26 novembre.)

1873. — Discours prononcé à la distribution des prix aux élèves sages-femmes de la Maternité (24 juin 1873.)

1874. — Traité d'accouchements, par Cazeaux; neuvième édition, revue et annotée par Tarnier. — (In-8° de 1162 pages. — Paris, 1874.)

1875. — De l'efficacité du régime lacté dans l'albuminurie des femmes enceintes et de son indication comme traitement préventif de l'éclampsie.   (*Progrès Médical.* — 11 décembre 1875.)

1875. — Considérations sur l'accouchement dans les positions occipito-postérieures, et sur la possibilité de transformer ces positions en occipito-antérieures. à l'aide du doigt.

(Annales de gynécologie. — décembre 1875.)

1875. — Note sur un nouveau céphalotribe.

(Société de Chirurgie. — Séance du 15 décembre.)

1875. — Réponse de M. Tarnier aux critiques dont il a été l'objet au Congrès Médical de Bruxelles, à propos du forceps-scie.

(Gazette médicale de Paris. — 20 novembre.)

1876. — Note sur un nouvel embryotome.

(*Bulletins de la Société de Chirurgie,* 27 décembre 1876, vol. de 1877. p. 5.)

1877. — Description de deux nouveaux forceps.

(In-4° de 55 pages. — Paris, 1877.)

1877. — Discussion relative au nouveau forceps de M. Tarnier, Réponse à M. le professeur Pajot.

(Annales de gynécologie, numéro d'avril.)

1877. — Lettre à M. le docteur Icard, gérant du « Lyon Médical » (Discussion sur le nouveau forceps).

(Lyon médical, n° du 15 avril.)

1877. — Note sur un forceps à branches parallèles.

(*Bulletins de la Société de Chirurgie.* — Séance du 16 mai 1877.)

1878. — Discours prononcé à la distribution des prix aux élèves sages-femmes de la Maternité (25 juin 1878.)

1878. — Note sur une modification apportée au céphalotribe.
(*Bulletins de la Société de Chirurgie.* — Séance du 25 septembre.)

1879. — Discussion sur les observations du professeur Wasseige relatives au forceps.
(*Bulletins de la Société de Chirurgie.* — Séance du 23 avril.)

1879. — Opération césarienne suivie de l'ablation de l'utérus et des ovaires, d'après la méthode de Porro; guérison.
(*Bulletins de l'Académie de Médecine.* — Séance du 29 juillet.)

1879. — Matériaux pour servir à l'histoire de l'amputation utéro-ovarique. (*Annales de Gynécologie,* août 1879.)

1880. — Perméabilité des nœuds du cordon.
(*Bulletins de l'Académie de Médecine.* — Séance du 28 novembre 1880 et du 4 janvier 1881.)

1881. — Examen extérieur de la muqueuse rectale à l'aide du retournement. (*Annales de Gynécologie,* numéro de mai.)

1881. — Propriétés antiseptiques du sublimé corrosif.
(*Congrès de Londres.* — Séance du 9 août 1881.)

1881. — Note sur la non-septicité du sang du fœtus macéré pendaut son séjour dans la cavité utérine.
(*Bulletins de l'Académie de Médecine.* — Séance du 16 août.)

1882. — Traité de l'Art des Accouchements, tome 1er, par Tarnier et Chantreuil. (in-8° de 956 pages. Paris, 1882.)

1882. — Placenta supplémentaire.
(*Bulletins de l'Académie de Médecine.* — Séance du 21 février.)

1882. — Discours prononcé à la distribution des prix aux élèves sages-femmes de la Maternité le 24 juin 1882.
(*Progrés médical,* 1882, p. 511.)

1882. — Considérations sur le forceps, communication faite au Congrès médical de Londres, et suivie de quelques notes complémentaires. (*Annales de Gynécologie,* numéro de juin 1882.)

1882. — De l'allaitement artificiel à la Maternité de Paris.
(*Bulletins de l'Académie de Médecine.* — Séance du 25 juillet.)

1882. — De l'allaitement.
(*Discours à l'Académie de Médecine,* inséré dans ses *Bulletins.* — Séance du 26 septembre.)

1883. — Traité d'accouchement, par Cazeaux; dixième édition) revue et corrigée par Tarnier. (in-8° de 1162 pages. Paris, 1883.)

1883. — Description d'un nouvel instrument que j'ai appelé basiotribe.
(*Bulletins de l'Académie de Médecine.* — Séance du 11 décembre.)

1882. — Physiologie et hygiène de la première enfance considé-

rées surtout au point de vue de l'alimentation, par S. Tarnier
et G. Chantreuil, — Paris, H. Lauwereyns, 1882, in-18 de VII 250, p.
> (*Extrait du Traité de l'Art des accouchements.*)

1884. — Faculté de médecine de Paris. — Leçon d'ouverture
par M. le professeur Tarnier. — Paris, G. Steinheil, 1884, br. in-8,
de 19 pages.
> (*Extrait des Annales de Gynécologie,* numéro d'avril 1884.)

1885. — Des soins à donner aux enfants nés avant terme.
(*Bulletins de l'Académie de Médecine.* — Séance du 21 juillet 1885,
> p. 944.)

1885. — Préface du Traité de Gynécologie opératoire avec l'exposé des procédés d'exploration en gynécologie par A. Hégar et
R. Kaltenbach, traduit sur la 2ᵉ édition allemande, par le Dʳ Paul
Bar. — Paris, G. Steinheil, 1885, grand in-8°. Cette préface occupe
les pages V-XVI du volume.

1886. — Traité de l'art des accouchements. Tome II. Pathologie
de la grossesse, avec 66 figures dans le texte par S. Tarnier et
P. Budin. — Paris, G. Steinheil, 1886, in-8° de 586 pages.

1888. — Allaitement et hygiène des enfants nouveau-nés. Couveuse et gavage, par S. Tarnier, G. Chantreuil et P. Budin,
2ᵉ édition. — Paris, G. Steinheil. 1888, in-18 de VII, 286 pages.
> (*Extrait du Traité de l'Art des accouchements.*)

1888. — Couveuse et gavage. Extrait du livre de MM. Tarnier,
Chantreuil et Budin. Paris, G. Steinheil, 1888, in-18 de 27 pages.

1888. — Clinique d'accouchements de la Faculté de Médecine :
Leçon inaugurale.
> (*Le Progrès médical,* n° du 22 décembre 1888, p. 509.)

1889. — Clinique d'accouchements de la Faculté. — Leçon inaugurale, par M. le professeur Tarnier. — Paris, E. Lecrosnier et
Babé 1889, br. in-8° de 24 pages.   (*Progrès médical.*)

1889. — De l'accouchement dans les occipito-postérieures.
> (*La Semaine médicale* 1889, n° 1, p. 1.)

1889. — Sur un cas de lithopædion.
(*Bulletins de l'Académie de Médecine.* — Séance du 23 juillet 1889,
> p. 57, du 2ᵉ semestre.)

1889. — Sur un cas de grossesse quadrigémellaire.
(*Bulletins de l'Académie de Médecine.* — Séance du 30 juillet 1889
> p. 102 du 2ᵉ semestre.)

1889. — Un cas d'infanticide. Rapport au nom de la Commission
permanente.
(*Bulletins de la Société de Médecine légale de France,* tome XI,
> 1ʳᵉ partie 1890. — Séance du 11 mars 1889, p. 39.)

1890. — Présentation de malade. Pseudo-eczéma professionnel

déterminé chez une infirmière par le maniement du sulfate de
cuivre comme antiseptique.
(*Bulletins de l'Académie de Médecine.* — Séance du 28 janvier 1890,
  p. 113.)

1890. — Critique et desiderata du basiotribe; ses modifications.
  (*La Semaine médicale*, n° 12, du 19 mars 1890, p. 89.)

1890. — Présentation de malade. Sur un cas de pigmentation
anormale chez une femme enceinte.
(*Bulletins de l'Académie de Médecine.* — Séance du 25 mars 1890,
  p. 360.)

1890. — Deux nouveaux instruments : 1° L'écarteur du col utérin ;
2° Le double levier. — Leçons cliniques recueillies par E. Bonnaire. (*Le Progrès Médical.* n° du 5 avril 1890, p. 267.)

1890. — Discours prononcé aux obsèques du professeur U. Trélat.
(*Gazette hebdomadaire de Médecine et de Chirurgie,* n° du 5 avril
  1890, p. 166.)

1890. — De l'application du forceps dans la présentation des
fesses.
(*Le Mercredi médical,* n° 4, 29 janvier 1890 p. 37 et *Journal de
  Médecine de Paris,* n° du 27 avril 1890, p. 259.)

1890. — Kyste séreux congénital chez un enfant de huit jours.
(*Bulletins de l'Académie de Médecine*, séance du 27 mai 1890, p. 551.)

1890. — De la valeur antiseptique du sulfate de cuivre en obstétrique.
(*Gazette des Hôpitaux*, n⁰ˢ des 24 et 26 juin 1890, pp. 662, 670.)

1890. — Recherches expérimentales relatives à l'action de quelques antiseptiques sur le streptocoque et le staphylocoque pyo-
gènes, par Tarnier et W. Vignal.
(*Archives de médecine expérimentale et d'anatomie pathologique*,
  1ᵉʳ juillet 1890, n° 4, p. 469 (29 pages).

1890. — De l antisepsie par les sages-femmes.
  (*La Semaine médicale,* n° du 24 septembre 1890, p. 353.)

1891. — Discussion sur le faible accroissement de la population
en France..... (Code spécial de la Maternité).
(*Bulletins de l'Académie de Médecine*, séance du 14 avril 1891, p. 605.
— Séance du 21 avril 1891, p. 627.)

1891. — Leçon d'ouverture. Recueillie et rédigée par Tissier, chef
de clinique.
  (*Gazette des Hôpitaux*, n° du 17 novembre 1891, p. 1235.)

1892. — Discours prononcé à l'Académie de médecine en quittant
le fauteuil de la présidence. — Principaux faits qui se sont
produits à l'Académie de médecine en 1891.
(*Bulletins de l'Académie de Médecine,* séance du 5 janvier 1892, p. 5.)

1892. — Végétation vulvo-vaginale de la grossesse.
   (*La Semaine Médicale*, N° 6, du 3 février 1892, p. 37.)

1892. — Note relative à la recherche de la toxicité du sérum sanguin, dans deux cas d'éclampsie puerpérale, par Tarnier et Chambrelent. (*Gazette des Hôpitaux*, n° du 22 mars 1892, p. 323.)

1892. — Allocution prononcée à la Société pour la propagation de l'allaitement maternel.
   (*Bulletin trimestriel de la Société pour la propagation de l'allaitement maternel*, n° 51, mars 1892, p. 18.)

1892. — Discours prononcé à la séance d'inauguration de la Société obstétricale de France, le 21 avril 1892.
   (*Annales de la Société obstétricale de France*, 1892, 1re série, 1er fascicule, p. 9.)

1892. — De l'étiologie des accidents immédiats provoqués par les injections intra-utérines employées en obstétrique.
   (*Annales de la Société obstétricale de France*, séance du 23 avril 1892 (soir), 1re série, 2e fascicule, 1892, p. 209.

1892. — Présentation de malade. Présentation d'une femme chez laquelle il a pratiqué la symphyséotomie avec succès pour la mère et pour l enfant.
   (*Bulletins de l'Académie de Médecine*, séance du 28 juin 1892, p. 873.

1892. — De la toxicité du sérum sanguin chez les femmes atteintes d'éclampsie puerpérale, par Tarnier et Chambrelent.
(*Annales de Gynécologie et d'Obstétrique*, n° de novembre 1892, p. 321.)

1892. — De la désinfection des mains. — Leçon rédigée par le Dr Demelin et revue par le professeur Tarnier.
   (*Revue générale de clinique et de thérapeuthique*, n° du 14 décembre 1892, p. 785.)

1893. — Sur l'accouchement artificiel prématuré.
   (*Annales de la Société obstétricale de France* 1893, 1re série, 2e volume, 1er. fascicule, p. 88.)

1893. — Présentation de malade. Sur un cas de podencéphalie.
(*Bulletins de l'Académie de médecine*, séance du 18 avril 1893, p 392.)

1893. — De l'accouchement prématuré provoqué. Comparaison des résultats fournis par les procédés les plus usités aujourd'hui. — Leçon recueillie par M. Demelin.
   (*Revue générale de clinique et de thérapeutique*, n° du 3 mai 1893, p. 273.)

1894. — De l'inertie primitive utérine. — Leçon recueillie par M. E. Appert, interne des hôpitaux.
   (*Revue des Hôpitaux*, n° de février, 1894, in-4°.)

1894. — Ligature du cordon ombilical. — Leçon recueillie et rédigée par le D[r] Em. Gagey.

(*Gazette médicale de Paris*, n° du 3 mars 1894, p. 97.)

1894. — De l'éclampsie puerpérale.

(*La Presse médicale*, n° du 10 mars 1894, p. 73, in-4°.)

1894. — Possibilité de pratiquer un accouchement méthodiquement rapide chez les femmes pendant leur agonie ou « post mortem ». — Leçon recueillie et rédigée par le D[r] Em. Gagey.

(*Gazette médicale de Paris*, n° du 17 mars 1894, p. 121.)

1894. — La mort du fœtus. — Leçon recueillie par Albert Prieur. (*L'Union médicale*, n° 55, jeudi 17 mai 1894, p. 649, in-8°.)

1894. — Grossesse et tumeurs abdominales.

(*Journal d'accouchements de Liège*, n° 25. du 24 juin 1894, p. 209.)

1894. — De l'asepsie et de l'antisepsie en obstétrique. — Leçons professées à la clinique d'accouchements. Recueillies et rédigées par le Dr J. Potocki, avec 37 figures dans le texte et 3 planches en chromolithographie.

(*Paris, G. Steinheil, éditeur*, 1894, in-8°, de xiv, 839 pages.)

1894. — Discussion sur l'emploi pour les nourrissons du lait stérilisé à 100 degrès au bain-marie.

(*Bulletin de l'Académie de Médecine*, 1894, 2° semestre, page 93.)

1894. — De la cystite des femmes enceintes (août 1894). — Résumé analytique par Touvenaint.

(*Revue internationale de Médecine et de Chirurgie pratiques*, 5 novembre 1894, p. 386.)

1894. — Depaul (sa vie, ses travaux d'obstétrique). — Leçon d'ouverture par M. le professeur Tarnier.

(*La Tribune Médicale*, 15 novembre 1894, page 910.)

1894-1895. — Discussion sur les tractions rythmées de la langue dans l'asphyxie du nouveau-né.

(*Bulletins de l'Académie de Médecine*, 1894, 2° semestres pages 538, 540. — 1895, 1er semestre pages 162, 229, 237.)

1895. — Du traitement de l'infection purulente des nouvelles accouchées.

(*Journal de Médecine de Paris*, 6 janvier 1895, page 4.)

1895. — Applications de forceps dans les présentations postérieures. (*Journal de Médecine de Paris*, 1895, pages 164, 190.)

1895. — Cinq observations d'opération césarienne.

(*Annales de la Société obstétricale de France*, 1895, page 130, et *Semaine médicale*, page 185.)

1895. — De l'étiologie de l'éclampsie.

(*Journal de Médecine de Paris*, 12 mai 1895, page 297.)

1895. — Comparaison entre l'opération césarienne, la symphyséotomie et l'accouchement prématuré artificiel.
> (*Extrait de la Presse Médicale*, Paris, G. Carré. 1895,
> brochure in-8° de 16 pages.)

1895. — Eruption confluente d'herpès autour des lèvres chez une
nourrice.
(*Bulletins de l'Académie de Médecine*, 1895, 1ᵉʳ semestre, page 394.)

1895. — Préface de l'ouvrage de Galippe et Barré. « Le Pain. »
Paris, Masson et Gauthier-Villars et fils s. d. (1895), 2 vol, in-16.
Cette préface est datée du 24 mars 1895.)

1895. — Ouverture d'un pli cacheté déposé le 6 décembre 1870.
Ce pli cacheté renferme la note suivante : Note relative à la com-
pression et à la conservation du pain, et aux avantages qu'il y
aurait à remplacer le biscuit de mer par le pain comprimé, pré-
sentée le 6 décembre 1870, par MM. Tarnier et Byasson.
> (*Bulletins de l'Académie de Médecine*, 1895, 1ᵉʳ semestre,
> p. 305.)

1895-1896. — Discours d'ouverture du Congrès de Bordeaux.
Exposition des progrès de la Gynécologie et de l'Obstétrique. Les
Maternités. — (In *Congrès périodique de Gynécologie d'Obstétrique
et de Pædiatrie de Bordeaux*, août 1895. — Paris, *Doin*, 1896, gr.
in-8°. (p. 18.)

1895-1896. — Appareil destiné à maintenir les pubis rapprochés
après la symphyséotomie.
> (*Congrès périodique de Gynécologie, d'Obstétrique et de Pædia-
> trie, de Bordeaux*, août 1895. — Paris, *Doin*, 1896, gr. in-8°
> p. 545, et *Semaine médicale*, 1895 p. 356.)

1895-1896. — Plaie de l'abdomen par une aiguille de 12 cen-
timètres ayant pénétré dans le ventre pendant la grossesse;
accouchement prématuré deux mois et demi plus tard. Disposi-
tion particulière des membranes de l'œuf; séjour prolongé d'un
fœtus vivant entre ces membranes et la paroi postérieure.
(*Congrès périodique de Gynécologie, d'Obstétrique et de Pædiatrie
de Bordeaux*, août 1895. — Paris, *Doin*, 1896, p. 718, et *Semaine
médicale* 1895, p. 386.)

1896. — De l'insertion vicieuse du placenta.
> (*Gazette médicale de Paris*, 4 janvier 1896.)

1896. — Traitement des hémorrhagies post-partum.
> (*Annales de la Société obstétricale de France* 1896.
> et *Semaine médicale* 1896, (p. 147.)

1896. — Discussion à propos d'un cas d'éclampsie puerpérale.
> (*Bulletins de l'Académie de Médecine*, 1896, 1ᵉʳ semestre,
> (p. 603).

1896. — Sur le traitement de l'éclampsie. Communication au Congrès de Gynécologie et d'Obstétrique de Genève.

(*La Semaine médicale*, 1896, p. 375.)

1896. — Les professeurs Stoltz (1808-1896) et Pajot (1816-1896). — Leçon d ouverture.

(*Bulletin médical*, 25 novembre 1896, p. 1131.)

1897. — Le forceps. Précaution à prendre dans les accouchements en vue de son application possible.

(*Le Monde médical*, 1er mars 1897, p. 20.)

1897 — Table à opération, à transformations multiples. Modèle de M. le professeur Tarnier, avec figures.

(*Journal de Médecine de Paris*, 1897, p. 229.)

1897. — Clinique d'accouchements et de Gynécologie. — Leçons de M. le professeur Tarnier.

(*Pa sim*, in *Journal des sages-femmes de Paris*, depuis le 1er décembre 1888, (p. 177), jusqu'au 30 novembre 1897.)

SUPPLÉMENT

Les expériences instituées par M. Tarnier à la Maternité, pour rechercher à quel moment on doit opérer la ligature du cordon ombilical, ont été exposées par M. Budin dans un mémoire publié en 1875. (*Progrès médical*, 18 décembre 1875.)

Le pavillon d'Isolement de la Maternité et son fonctionnement ont été décrits par M. Pinard, dans un mémoire publié en 1880.

(*Les nouvelles maternités et le pavillon Tarnier*, par M. PINARD. *Revue d'hygiène et de police sanitaire*, 15 mai 1880. — *Annales de gynécologie*, juin 1880.)

La première couveuse pour enfants employée à la Maternité a été décrite par MM. Napias et Martin en 1882.

(*Etude sur les progrès de l hygiène en France*, de 1878 à 1882, par MM. NAPIAS et MARTIN, Paris 1882, p. 310.)

La pratique de M. Tarnier à l'égard de l'emploi du sublimé corrosif en solution, pendant l'accouchement et les suites de couches, a été étudiée par M. Ad. Olivier en 1882.

(*Annales de gynécologie*, n° de novembre 1885.)

La description et le dessin des nouvelles couveuses pour enfants employées à la Maternité ont été publiés par M. Auvard en 1883.

(*De la couveuse pour enfants*, par M. AUVARD. — *Archives de tocologie*, 1883.)

L'embryotome rachidien de M. Tarnier a été décrit dans la thèse de M. Potocki en 1888. (21 juillet 1888.)

Les recherches expérimentales relatives à l'agrandissement du diamètre transverse rétréci du détroit inférieur du bassin pendant l'accouchement, ont été exposées par M. Potocki, en 1892.

(Paris, typ. A. Davy, 1892, p. 33.)

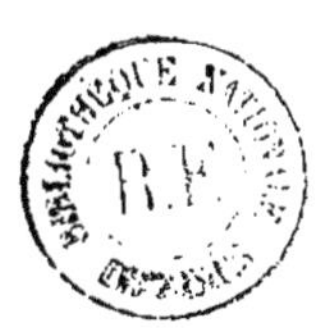